INHALT

Sous Vide:
Rezepte, Garzeiten und Profi-Tipps!
Schongaren mit dem Sous-Vide Kochbuch für Anfänger!

Autor - Tony Christiani

Einführung

Liebe Leserin, lieber Leser!
In einer schnelllebigen Zeit, in der Fast Food,
Pizza, Kebap und Co. zum Tagesgeschäft
gehören, sollten wir uns wieder mal mehr auf
gesunde und werthaltige Ernährung besinnen.
Sous Vide ist eine Kochmethode, die
besonders schonend ist und bei der die
Vitamine und Mineralstoffe in den
Lebensmitteln zum größten Teil enthalten
bleiben.

Sind sie also auf der Suche nach einer
neuartigen, trendigen Kochmethode, dann
sind sie mit Sous Vide definitiv am richtigen
Dampfer!

Sous Vide ist in aller Munde. Aber was ist das
eigentlich? Nun, Sous Vide ist eine Methode
zum Garen von Fleisch, Gemüse oder Fisch in
einem Kunststoffbeutel.

Dabei werden niedrige Temperaturen bei unter
100 °C benutzt. Die Lebensmittel werden

dabei in einem Kunststoffbeutel
vakuumverpackt.
Das Vakuumgaren „Sous Vide" ist eine
Variante des sogenannten
Niedrigtemperaturgarens. Der Vorteil liegt in
dem höheren Wärmeaustausch verglichen mit
dem Niedrigtemperaturgaren im Backofen
oder in einem Wasserbad.

Geschichte

Das Sous Vide Garen wurde schon in den 1970er Jahren in Frankreich entwickelt. Es wurde damals aber hauptsächlich für die Lebensmittelindustrie und für Großküchen gewählt.

Für private Haushalte war die Handhabung der entsprechenden Geräte zu kompliziert und zu teuer. Auch in der Produktion von Fertiggerichten wurde diese Technik damals in großem Stil eingesetzt. Das hat sich inzwischen geändert.

Mittlerweile gibt es kleine und praktische Geräte, die auch völlig problemlos für den Privathaushalt geeignet sind. Auch in kleinen Gastronomiebetrieben kann das Vakuumgaren seitdem eingesetzt werden.

Dazu werden die Speisen in einen Kunststoffbeutel eingeschweißt und die Luft dann mittels einer Vakuumpumpe aus dem Beutel entfernt. Dann wird das Gargut bei einer Temperatur von 50° C bis 85° C gegart.

Die Kunststoffbeutel werden dazu aus mehreren Lagen aus verschiedenen Kunststofffolien gefertigt, um zu verhindern, das gesundheitsschädliche Weichmacher oder andere Chemikalien aus der Folie in das Gargut gelangen können.

Um die Temperatur zu überwachen, gibt es häufig die Möglichkeit, ein Thermometer in den Garbeutel einzuführen, so dass zum Beispiel die Innentemperatur eines Bratenstücks zu messen. Es gibt andererseits auch eine Technik, wo der Beutel direkt in einen Dampfgarer gelegt wird und der Inhalt dann mit exakt temperaturregulierten Dampf gegart wird.

Dieses Vakuumgaren bei niedrigen Temperaturen hat einige Vorteile: Durch das Vakuumieren befindet sich das Gargut in einem geschlossenen Beutel. Es können keine Aromen, Geschmacksstoffe oder Gewürze aus dem Beutel entweichen. Gewürze und Kräuter können auf diese Weise intensiver auf das Gargut einwirken. Auch eine Oxidation und Beeinflussung des Geschmacks

durch Luftsauerstoff wird durch das
Vakuumieren verhindert. Ein Nachteil ist beim
Sous Vide Garen, dass z.B. Fleisch aufgrund
der niedrigen Temperaturen keine Kruste
bilden kann.
Dazu müsste es zu der sogenannten
Maillardreaktion kommen, für die wesentlich
höhere Temperaturen erforderlich sind als die
50 – 85 °C, die beim Vakuumgaren zum
Einsatz kommen.

Abhilfe kann man schaffen, indem man z.B.
Bratenstücke vor dem Garen von allen Seiten
scharf anbrät, so dass sich die Kruste auf
diese Weise schon vor dem Vakuumgaren
gebildet hat.

Sous-Vide-Geräte

Es gibt Sous-Vide-Geräte in zwei Bauarten. Die klassische Bauart ist ein komplettes Gerät mit einem Wassertank, einem Deckel und Heizelement. Der Wassertank für das Garen kann zwei bis neun Liter fassen. Nicht gerade ein kompaktes Gerät, ein Neun-Liter-Behälter benötigt schon einiges an Platz im Küchenschrank.

Daneben gibt es kompaktere Sous-Vide-Geräte, die man ähnlich einem Tauchsieder in einem vorhandenen Topf befestigen kann. Diese Geräte sind wesentlich kompakter und finden auch in einer herkömmlichen Küchenschublade Platz.
Bei aktuellen Tests hatten allerdings einige dieser Geräte gravierende Sicherheitsmängel, so dass es sich beim Kauf eines Gerätes in jedem Fall empfiehlt, sich vorher mit aktuellen Gerätetests zu befassen.
So, und jetzt legen wir so richtig los.
Viel Spaß und guten Appetit mit den folgenden Rezepten!

Rinderfilet Sous Vide

Zutaten:
- 500 g Rinderfilet, im Stück
- 1 Zweig Rosmarin
- 2 Esslöffel Butter
- 2 Teelöffel Salz
- 1 Teelöffel Pfeffer, schwarz
- 3 Wacholderbeeren
- einige   Rosmarin - Nadeln

Zubereitung:
Waschen Sie das Rinderfilet und tupfen Sie es
mit etwas Küchenkrepp trocken. Nehmen Sie
es zwei Stunden vor der Zubereitung aus dem
Kühlschrank, damit es langsam auf
Raumtemperatur kommen kann. Geben Sie
das Rinderfilet zusammen mit dem
Rosmarinzweig in einen Folienbeutel und
vakuumieren Sie beides im Folienbeutel.
Lassen Sie dann den Beutel mit dem
Rinderfilet im Sous-Vide-Gerät bei 60° C 3
Stunden garen! Anschließend entnehmen Sie

den Beutel und öffnen ihn.

Erhitzen Sie Butter und Salz, Pfeffer und angedrückte Wacholderbeeren sowie eine Rosmarinnadel in der Pfanne. Lassen Sie die Butter dann leicht braun werden. Braten Sie das Filet darin allseitig kurz an, damit eine schöne Kruste bildet.

Jetzt können Sie das Filet in Scheiben schneiden und servieren. Achten Sie darauf, dass Sie die Scheiben nicht zu dünn schneiden.

Tafelspitz Sous Vide

Zutaten
- 1 kg Tafelspitz
- 1 Möhre
- 50 g Knollensellerie
- 1 kleine Zwiebeln
- 1 Esslöffel Öl
- 100 ml Weißwein
- etwas Meersalz

- 6 Pfefferkörner
- 1 Lorbeerblatt

Zubereitung

Häuten Sie den Tafelspitz und ziehen Sie die Haut von der Oberseite ab. Schneiden Sie Zwiebeln, Sellerie und Möhren in kleine Würfel. Erhitzen Sie etwas Öl in der Pfanne und lassen Sie dann das Gemüse ein wenig im Öl anschwitzen. Löschen Sie mit Weißwein ab und lassen Sie dann die Flüssigkeit weitgehend einkochen.

Reiben Sie dann den Tafelspitz mit etwas Öl ein und reiben Sie ihn dann mit etwas Salz ein. Geben Sie anschließend den Tafelspitz in den Vakuumbeutel. Geben Sie das Gemüse, die Pfefferkörner rund Lorbeerblätter mit in den Beutel. Vakuumieren Sie den Beutel und garen Sie dann alles im Wasserbad bei 65°C 20 Stunden lang. Anschließend entnehmen Sie den Beutel, öffnen ihn und leeren ihn. Entfernen Sie das Gemüse und schneiden Sie den Tafelspitz auf. Je länger der Tafelspitz gart, desto weicher wird er. Das Fleisch wird durch die lange Garzeit sehr zart und bekommt eine allgemeine rosa Farbe. Dazu schmecken Kartoffeln mit Wurzelgemüse.

Schweinerücken Sous Vide

Genießen Sie das Fleisch. Es wird leicht rosa sein, sehr zart und besonders geschmacksintensiv.

Zutaten
- 800 g Schweinefleisch
- 2 Zehen Knoblauch
- 3 Esslöffel Butter
- 1 Lorbeerblatt
- Olivenöl
- Pfeffer, schwarzer aus der Mühle
- Salz

Zubereitung
Schneiden Sie den Knoblauch in Scheiben. Reiben Sie das Rückenstück mit Olivenöl ein und belegen Sie es mit den Knoblauchscheiben und Lorbeerblättern. Dann geben Sie das Fleisch in den Beutel und

vakuumieren es. Anschließend wird das Fleisch 75-90 Minuten bei 60° C im Sous-Vide-Gerät gegart. Sie können alternativ auch einen Dampfgarer oder einfach ein Wasserbad verwenden.

Die Temperatur und die Zeit müssen aber eingehalten werden. Im Zweifel können Sie das Fleisch auch etwas länger garen lassen, Sie sollten die Zeit aber nicht unterschreiten. Nachdem Garen nehmen Sie das Fleisch aus dem Beutel. Lassen Sie Butter in einer Pfanne heiß werden und braten Sie das Fleisch kurz in der heißen Butter an. Anschließend mit Salz und Pfeffer würzen und das Fleisch aufschneiden. Dazu passt hervorragend ein Risotto mit gebratenem Gemüse.

Carpaccio vom Schweinefilet

Sous Vide garen im Backofen

Zutaten
- 1 Schweinefilet

- 1 Bund Rucola
- 1 einige Cocktailtomaten
- 1 Zitrone
- etwas Parmesan, (Späne gehobelt)
- Olivenöl, extra vergine
- 2 Lorbeerblätter
- 2 Knoblauchzehen
- Salz
- Pfeffer

Zubereitung

Waschen und säubern Sie das Schweinefilet sorgfältig. Anschließend mit Küchenkrepp trocken tupfen. Bestreichen Sie das Schweinefilet mit Olivenöl und pfeffern und salzen Sie es sorgfältig. Geben Sie das Schweinefilet mit den Lorbeerblättern und dem Knoblauch, den Sie zuvor mit einem scharfen Messer in dünne Scheiben geschnitten haben, in den Beutel und vakuumieren Sie ihn.

Anschließend lassen Sie den Inhalt im Wasserbad bei 60° C eineinhalb Stunden garen. Danach entnehmen Sie das Filet aus dem Beutel und lassen es abkühlen. Das erkaltete Fleisch schneiden Sie dann in

möglichst dünne Scheiben und richten es auf
Tellern an. Würzen Sie das Fleisch mit Salz
und Pfeffer. Verteilen Sie den Rucola und die
Tomatenviertel auf dem Fleisch. Beträufeln Sie
es mit Zitronensaft und Olivenöl und
bestreuen Sie alles mit etwas grob geriebenen
Parmesankäse.

Das erkaltete Filet in hauchdünne Scheiben
schneiden und auf Tellern anrichten. Mit Salz
und Pfeffer aus der Mühle würzen, den Rucola
und die geviertelten Tomaten auf dem Fleisch
verteilen, mit Zitronensaft und etwas Olivenöl
beträufeln und mit den Spänen vom Parmesan
bestreuen.

Roastbeef Sous Vide

Zutaten
- 1 kg Roastbeef
- 1 Schuss Olivenöl
- 3 Zweig Rosmarin
- 3 Zweige Thymian

- 20 g Butter

Zubereitung
Nehmen Sie das Steak und waschen Sie es mit kaltem Wasser ab. Anschließend mit Küchenpapier trocken tupfen. Lösen Sie die Blätter der Thymian- und Rosmarinzweige. Die Strünke können Sie entsorgen. Reiben Sie dann das Roastbeef sorgfältig mit dem Olivenöl ein. Geben Sie dann das Roastbeef zusammen mit den Kräuterblättern in einen geeigneten Garbeutel und vakuumieren Sie ihn. Lassen Sie das Fleisch dann 5 Stunden im Sous-Vide-Gerät bei 60° C garen.

Nehmen Sie das Steak nach 5 Stunden aus dem Beutel und tupfen Sie es ab. Erhitzen Sie eine Grillpfanne und braten Sie das Fleisch allseits eine Minute darin an. Lassen Sie dann zum Abrunden des Geschmacks die Butter in der Pfanne zergehen und lassen Sie das Fleisch kurz darin schmoren.

Lassen Sie das Steak 3 Minuten auf einem vorgeheizten Teller ziehen, damit der

Geschmack sich voll entfalten kann. Anschließend servieren.

Bisonfilet mit Saubohnen in Orangenbutter

mit Morchel-Polenta-Soufflée

Zutaten
- 1 Tasse Polenta weißer Pfeffer
- 1 Tasse Milch
- 1 Tasse Wasser
- 30 g Morcheln, getrocknete (Spitzmorcheln)
- 3 Eiweiß
- etwas Butter
- 150 g Bohnen (Saubohnen), TK
- 100 ml Orangensaft
- 1 Esslöffel Estragon, abgezupfte Blättchen
- 300 g Filet(s) vom Bison
- 1 Esslöffel Butterschmalz

Zubereitung

Geben Sie das Bisonfilet in einen geeigneten Plastikbeutel und vakuumieren Sie es. Lassen Sie das Fleisch dann im Sous-Vide-Gerät zwei Stunden bei 65 ° C im Wasserbad ziehen. Kochen Sie dann die Polenta in einem Topf in einer Mischung aus Wasser und Milch. Geben Sie außerdem etwas Salz hinzu. Weichen Sie die Morcheln in Wasser ein, schneiden Sie sie in kleine Stücke und geben Sie die Pilze dann zu der Polenta, nachdem diese abgekühlt ist. Schlagen Sie das Eiweiß mit etwas Salz steif und heben Sie das geschlagene Eiweiß unter die Polenta. Füllen Sie die Masse dann in gebutterte Förmchen. Lassen Sie sie im Wasserbad bei 180° C backen, bis sie leicht gebräunt sind.

Lassen Sie die Saubohnen auftauen und entfernen Sie die dicke Haut von den Bohnen. Lassen Sie den Orangensaft etwas einkochen. Geben Sie dann Butter und Salz hinzu und erhitzen Sie die Saubohnen kurz darin. Schneiden Sie den Estragon mit einem scharfen Messer in feine Streifen und streuen Sie ihn vor dem servieren darüber.

Nehmen Sie das Bisonfilet aus dem Beutel und würzen Sie es mit Salz und Pfeffer. Braten Sie es dann von allen Seiten kurz an. Lassen Sie das Fleisch dann fünf bis zehn Minuten ruhen und schneiden Sie es dann in zwei Scheiben.

Stürzen Sie die Soufflees aus der Form und geben Sie sie auf zwei Teller. Geben Sie eine Portion der Saubohnen mit Soße dazu und legen Sie je ein Filet dabei.

Vanille-Hähnchenbrust mit Honig-Möhren

Zutaten
- 2 Hähnchenbrustfilet(s), ohne Haut
- ½ Vanilleschote(n), längs halbiert
- 2 Esslöffel Öl, Traubenkern-
- 16 Möhre(n), Baby-, geschält
- 2 Esslöffel Butter
- 3 Esslöffel Honig
- etwas Salz
- etwas Pfeffer, schwarz, gemahlen

Zubereitung

Geben Sie die Hähnchenbrustfilets zusammen mit dem Öl, Vanilleschote und Pfeffer in den Beutel und vakuumieren Sie. Lassen Sie das Fleisch dann mindestens zwei Stunden, besser länger, im Beutel marinieren. Geben Sie je 8 Möhren mit einem Esslöffel Butter und 1,5 Esslöffeln Honig ebenfalls in einen Beutel und vakuumieren Sie auch diesen.

Lassen Sie die Hähnchenbrustfilets dann bei 60 °C 100 Minuten im Sous-Vide-Gerät garen. Nehmen Sie dann die Hähnchenbrustfilets aus dem Beutel und braten Sie sie in einer Pfanne allseits kurz scharf an. Dann salzen Sie das Hähnchenbrustfilet. Lassen Sie Möhren bei 85°C 25 Minuten garen. Dann entnehmen Sie die Möhren und geben Sie in eine vorgeheizte Pfanne und braten Sie an, bis der Honig karamellisiert. Mit Salz und Pfeffer würzen und dann auf vorgewärmten Tellern servieren. Couscous oder Polenta sind eine ideale Beilage.

Gepökelter Schweinebauch

Zutaten

- 500 g Schweinebauch ohne Knochen
- 30 g Pökelsalz (Nitritpökelsalz)
- 15 g Zucker, braun
- 1 Lorbeerblatt
- 10 Wacholderbeeren
- 10 Pfefferkörner
- 3 Gewürznelken
- 2 Esslöffel Senf, mittelscharf
- Pfeffer, schwarz, grob gemahlen

Zubereitung

Geben Sie Pökelsalz, braunen Zucker und 300 ml Wasser in einen Topf und lassen Sie dann alles zusammen zu einer Pökellake aufkochen. Lassen Sie die Flüssigkeit abkühlen und impfen Sie das Fleisch mit einer Pökelspritze.

Zerdrücken Sie die Wacholderbeeren und die Pfefferkörner. Geben Sie sie zusammen mit dem Lorbeerblatt und den Nelken zu der restlichen Lake. Geben Sie den Schweinebauch zusammen mit der Pökellake in einen Vakuumbeutel. Lassen Sie dann den

Schweinebauch wenigstens 12 Stunden im Beutel im Kühlschrank ziehen lassen. Entnehmen Sie das Fleisch. Waschen Sie das Fleisch ab und tupfen Sie es mit Küchenpapier trocken. Würzen Sie das Fleisch mit Pfeffer und bestreichen Sie es mit Senf. Vakuumieren Sie den Schweinebauch und lassen Sie Ihn dann 24 Stunden bei 65° C im Wasserbad ziehen.

Zum Ende der Garzeit entnehmen Sie das Fleisch aus dem Vakuumbeutel und schneiden Sie ein rautenförmiges Muster in die Schwarte und braten Sie ihn dann unter dem Grill im Backofen knusprig. Schneiden Sie den Schweinebauch in Scheiben und servieren Sie ihn dann mit Sauerkraut und Kartoffelpüree.

Schweinefilet mit Kirsch-Schokoladensauce

Zutaten
- 1 Schweinefilet
- 3 Rosmarinzweige

- wenig Butter
- wenig Butterschmalz
- Salz und Pfeffer
- 200 ml Fond
- 200 ml Kirschsaft
- 100 ml Sahne
- 1 Schuss Kirschwasser
- 30 g Zartbitterschokolade
- wenig Speisestärke

Zubereitung

Geben Sie das Schweinefilet mit dem Rosmarin und etwas Butter in einen Vakuumbeutel und vakuumieren Sie. Garen Sie dann das Fleisch im Wasserbad um Sous-Vide-Gerät bei knapp 60 °C für 90 Minuten. Kochen Sie inzwischen Kirschsaft mit Fond, einem Zweig Rosmarin und etwas Sahne auf. Lassen Sie darin die Schokolade schmelzen. Entnehmen Sie den Rosmarinzweig. Rühren Sie etwas Speisestärke in Wasser an und benutzen Sie es, um die Soße damit anzudicken. Salzen und pfeffern Sie die Soße und geben Sie einen Schuss Kirschwasser hinein. Nehmen Sie das Fleisch aus dem Beutel und geben Sie die Flüssigkeit zur

Soße. Braten Sie dann das Schweineschmalz
in einer Pfanne mit heißem Butterschmalz kurz
scharf an, damit sich eine Kruste bildet.
Würzen Sie das Salz mit Fleisch und Pfeffer.
Schneiden Sie es in Scheiben und servieren
Sie das Fleisch auf der Soße. Servieren Sie
dazu Spätzle als Beilage.

Schweinefilet mit Estragonrahm

Zutaten
- 1 Schweinefilet
- 1 Bund Estragon, frischer
- 1 Esslöffel Senf, körniger
- 200 ml Sahne
- 1 Schalotte
- 1 Esslöffel Sonnenblumenöl
- 10 g Butter
- Salz und Pfeffer

Zubereitung
Waschen Sie das Schweinefilet mit kaltem
Wasser, tupfen Sie es von außen trocken.
Befreien Sie das Fleisch von überflüssigem

Fett und zähen Sehnen. Reiben Sie es mit Sonnenblumenöl ein. Salzen und pfeffern Sie das Fleisch. Waschen Sie den Estragon. Schütteln Sie den Estragon trocken und hacken Sie ihn fein mit dem Messer. Pellen Sie die Schalotte und schneiden Sie sie in feine Würfel.

Geben Sie das Schweinefilet in den Beutel, geben Sie einen Teelöffel Estragon hinzu und vakuumieren Sie den Beutel. Lassen Sie das Fleisch dann im Sous-Vide-Garer 80 Minuten bei 65° C garen.

Währen dessen geben Sie Butter in eine heiße Pfanne und lassen die Schalottenwürfel glasig anschwitzen. Anschließend mit etwas Sahne ablöschen. Rühren Sie den Senf ein, geben Sie den restlichen Estragon hinzu und lassen Sie alles etwas einkochen. Nachdem das Schweinefilet gegart ist, braten Sie es in einer sehr heißen Pfanne in heißem Öl solange an, bis sich allseits eine Kruste gebildet hat. Rühren Sie den Senf ein und geben Sie den restlichen Estragon hinzu und lassen Sie alles nochmal etwas einköcheln.

Schneiden Sie das Fleisch in dünne Scheiben und servieren Sie das Fleisch dann auf dem Estragonrahm.

Safran-Fenchel

eine wundervolle Beilage, butterzart

Zutaten

- 2 Knollen Fenchel
- 1 g Safran
- 100 ml Geflügelfond
- 20 ml Olivenöl
- 3 g Salz

Zubereitung

Schneiden Sie den Fenchel mit einem scharfen Messer in 6 mm dicke Scheiben. Geben Sie die Scheiben zusammen mit den sonstigen Zutaten in einen Vakuumbeutel und vakuumieren Sie. Lassen Sie den Fenchel im Wasserbad 3 Stunden bei 85° C garen. Nehmen Sie den Fenchel aus den Tüten und lassen Sie den Garfond etwa auf einen Drittel der Mengen einkochen. Dieser Fenchel ist eine großartige Beilage für alle Fleisch- und Fischgerichte.

Hähnchenbrust mit Kräuterhaube

Zutaten
- 2 Hähnchenbrustfilets, ohne Haut
- etwas Butterschmalz
- 4 Esslöffel Butter, weich
- etwas Petersilie, fein gehackt
- etwas Basilikum, fein gehackt
- etwas Estragon, fein gehackt
- wenig Dill, fein gehackt
- etwas Salz und Pfeffer

Zubereitung
Waschen Sie das Fleisch und tupfen Sie es mit Küchenkrepp trocken. Dann braten Sie Hähnchenbrüste in Butterschmalz von allen Seiten scharf an. Nehmen Sie die Brüste aus der Pfanne und stellen Sie sie kalt. Das ist wichtig, um den Garprozess zu unterbrechen.

Stellen Sie aus Butter rund Kräutern
Kräuterbutter her. Kühlen Sie die Butter und
verteilen Sie sie dann großzügig auf den
Filets. Vakuumieren Sie dann die Filets einzeln
in Vakuumbeuteln. Lassen Sie die Filets dann
20 Minuten bei 80° C im Dampfgarer garen.

Nehmen Sie die Hähnchenbrüste nach dem
Garen aus den Beuteln uns servieren Sie sie
sofort auf vorgeheizten Tellern und servieren
Sie dazu einen Salat mit frischen Kräutern.

Kartoffelpüree

Zutaten
- 750 g Kartoffeln, mehlig kochend, in 1
  cm Würfeln
- 240 g süße Sahne, sehr kalt
- 60 g Butter
- etwas Salz
- etwas Muskat, gerieben

Zubereitung

Schneiden Sie die Kartoffeln in Würfel und verteilen Sie die Würfel auf zwei Vakuumbeutel.

Würzen Sie die Sahne mit Muskatnuss und Salz und verteilen Sie sie mit der Butter auf beide Beutel und vakuumieren Sie sie. Sie können diese vakuumierten Beutel schon lange vor dem Essen vorbereiten und problemlos im Kühlschrank lagern.

Lassen Sie sie Beutel dann bei 85 °C im Sous-Vide-Gerät 50 Minuten garen.

Entnehmen Sie die Kartoffeln nach dem garen und stampfen Sie sie.

Anschließend noch einmal mit Salz und etwas Muskatnuss abschmecken, um den Geschmack abzurunden. Die Kartoffeln haben einen sehr intensiven und aromatischen Geschmack. Sie können die Kartoffeln auch ungestampft als Béchamelkartoffeln anrichten.

Entenbrust Sous Vide

Zutaten
- 2 Entenbrüste
- Meersalz, grobes
- Pfeffer, bunter

Zubereitung
Nehmen Sie die Entenbrüste zwei Stunden vor der Zubereitung aus dem Kühlschrank und schneiden Sie die Haut kreuzförmig mit einem scharfen Messer ein. Reiben Sie die Entenbrüste mit grobem Meersalz ein und vakuumieren Sie sie im Garbeutel. Anschließend werden die Entenbrüste 110 Minuten bei 60° C im Sous-Vide-Gerät gegart.

Während das Fleisch noch gart, rösten Sie roten und grünen Pfeffer, Szechuan Pfeffer und langen Pfeffer in der Panne an. Wenn die Entenbrüste fertig gegart sind, nehmen Sie sie aus dem Beutel. Legen Sie jetzt die Brust in die Pfanne und braten Sie sie von allen Seiten noch einmal zwei bis drei Minuten an, bin sie schön knusprig geworden ist. Sie brauchen kein Fett in die Pfanne zu geben, da genügend Fett aus dem Fleisch austritt, um es knusprig zu braten. Servieren Sie dazu Rotkohl und Knödel als Beilage.

Mediterrane Hähnchenbrust

Zutaten
- 2 Hähnchenbrustfilets, ohne Haut
- 100 g Tomaten, getrocknete in Öl, abgetropft
- 2 Esslöffel Öl von den getrockneten Tomaten
- wenig Kräuter, mediterrane, frisch gehackt
- etwas Salz
- 1 Esslöffel Olivenöl

Zubereitung
Erhitzen Sie Olivenöl in einer Pfanne und salzen und pfeffern sie die Hähnchenbrustfilets. Braten Sie sie in der Pfanne kurz und scharf von allen Seiten an. Dann kurz kaltstellen und auskühlen lassen.

Geben Sie die Tomaten und Kräuter in einen Beutel und vakuumieren Sie den Inhalt. Sie können die vakuumierten Beutel einige Zeit im Kühlschrank lagern. Garen Sie dann den Beutel 90 Minuten bei 60° C im Sous-Vide-Gerät. Nach dem Garen können Sie die fertigen Hähnchenbrustfilets auf vorgewärmten Tellern Servieren. Dazu passen frisches Baguette und ein frischer Blattsalat oder ein Pfannengemüse.

Entenrolle Sous Vide

Zutaten

- 2 Entenkeulen
- 1 Entenbrust
- etwas fetter Speck
- 50 g Pistazien, grob gehackt
- 80 g Macadamianüsse, grob gehackt
- 2 kleine Eier
- etwas Sahne
- Salz
- Pfeffer
- 150 g Bacon

- Pfeffer, tasmanischer
- Meersalz (Fleur de Sel)

Zubereitung

Lösen Sie die Haut von der Entenbrust und von den Entenkeulen. Schneiden Sie die Haut in kleine Quadrate und braten Sie sie in einer Pfanne, bis sie knusprig sind. Anschließend aus der Pfanne nehmen und das Fett abtropfen lassen. Lösen Sie die Knochen aus den Entenkeulen und bereiten Sie aus den Knochen und den Parüren einen Fonds zu. Schneiden Sie die Entenbrust in Streifen und den Speck in feine Würfel.

Stellen Sie aus dem Fleisch der Keulen zusammen mit den Gewürzen, dem Speck, den Eiern und der Sahne eine Farce her. Mischen Sie die Pistazien und die Nüsse sowie einen Teil der knusprig ausgebratenen Entenhaut darunter.

Jetzt breiten Sie den Bacon auf einem Brett aus. Achten Sie darauf, dass die Scheiben sich überlappen. Verstreichen Sie die Farce auf dem Bacon und verteilen Sie die

Entenbruststreifen auf der Farce. Rollen Sie die Baconscheiben dann zu Rollen auf. Geben Sie die Rollen in einen Garbeutel, vakuumieren Sie den Beutel und lassen Sie sie 1 Stunde bei 60° C garen. Anschließend die Rollen aus dem Beutel nehmen und allseits im Entenfett kurz anbraten. Zum Servieren werden die Rollen in Scheiben geschnitten und mit der knusprig gebratenen Entenhaut und mit frisch im Mörser zerstoßenen Tasmanischen Pfeffer und Meersalz bestreut. Aus dem Fonds können Sie dazu eine Soße bereiten.

Abfälle, Abschnitte, die beim Parieren (Entfernung von unerwünschtem Fett, von Sehnen und Häuten vor der Zubereitung) von Fleisch oder Fisch entstehen; sie können zur Herstellung von Soßen verwendet werden

Lammkeule Sous Vide

Zutaten
- 1 Lammkeule, ca. 1,5 - 2 kg
- 3 Thymianzweige

- 2 Rosmarinzweige
- 1 Stück Butter
- 2 Teelöffel Knoblauchpulver

Zubereitung
Parieren Sie die Lammkeule sorgfältig und reiben Sie das Fleisch mit Knoblauchpulver, Pfeffer und Salz ein geben Sie die Keule in einen Garbeutel. Geben Sie außerdem 3 Zweige Thymian und Rosmarin in den Beutel. Außerdem einen Esslöffel Butter. Vakuumieren Sie den Beutel und lassen Sie Ihn dann volle 20 Stunden im Wasserbad bei 58° C garen. Nach dem Garen entnehmen die die Keule aus dem Beutel, entfernen die Kräuter und tupfen das Fleisch trocken. Geben Sie jetzt die Lammkeule in den auf 300° C vorgeheizten Backofen und grillen Sie sie 8 Minuten. Sie erzielen ein tolles Ergebnis. Außen wird die Lammkeule wunderbar knusprig, innen bleibt das Fleisch zart rosé.

Joghurt selbst gemacht im Sous Vide Gerät

Zutaten
- 1 Liter H-Milch, 3,5 % Fett
- 50 g Joghurt, 3,5 % Fett

Zubereitung
Geben Sie alle Zutaten in eine Schüssel und verquirlen Sie sie sorgfältig. Geben Sie den Inhalt dann in Einmachgläser zu 440 ml. Verteilen Sie den Inhalt in drei Gläser. Verschließen Sie die Gläser und Stellen Sie Gläser für die vorgeschriebene Zeit in das Sous-Vide-Gerät. Sie können gerne auch mit den Zeiten experimentieren. Anschließend können die die Gläser für ca. 10 Stunden zum Abkühlen in den Kühlschrank stellen.

Zutaten gut verquirlen und auf Einmachgläser (ca. 3 x 440 ml) verteilen. Gut verschließen und dann für die angegebene Zeit ins Sous Vide Gerät stellen. Mit kürzeren oder längeren Zeiten kann auch experimentiert werden. Stellen Sie dann die Gläser 10 Stunden zum Abkühlen in den Kühlschrank. Es ist sinnvoll, wenn Sie 50 g vom Rest zurück behalten, um jederzeit eine neue Joghurtkultur anzusetzen.

Schweinebauch Sous vide

Zutaten

- 500 g nicht gepökelter Schweinebauch
- 1 Lorbeerblatt, frisch
- 3 Wacholderbeeren
- Salz
- Pfeffer, schwarz, aus der Mühle

Zubereitung

Reißen Sie das Lorbeerblatt in kleine Stücke. Quetschen Sie die Wacholderbeeren. Reiben Sie den Schweinebauch mit Salz ein, pfeffern Sie und geben Sie den Schweinebauch mit den Wacholderbeeren und dem Lorbeer in einen Garbeutel. Vakuumieren Sie den Beutel und lassen Sie den Schweinebauch 15 Stunden bei 75°C im Wasserbad garen.

Apfel-Fenchelsalat mit Gorgonzola

Zutaten

- 3 Äpfel Granny Smith
- 3 g Rosmarin, die Nadeln grob gehackt
- 3 Esslöffel Limettensaft
- 3 Esslöffel Honig
- 2 Knollen Fenchel, geputzt, in Scheiben
- 1 Schuss Olivenöl
- 3 g Oregano, frisch, die Blätter
- etwas Salz
- etwas Pfeffer, weiß
- 2 Handvoll Blattsalat, gemischt
- 80 g Käse (Gorgonzola Picante)

Zubereitung

Mischen Sie in einer Schüssel Honig, Rosmarin und Limettensaft. Vierteln Sie Äpfel und entfernen Sie das Kernhaus. Schälen Sie die Viertel. Schneiden Sie die Viertel in Scheiben und geben Sie sie in eine Schüssel. Vermengen Sie alles.
Dann geben Sie alles in einen Vakuumbeutel und vakuumieren den Inhalt. Geben Sie in einen zweiten Beutel Fenchel, Salz, Pfeffer

Olivenöl und Oreganoblätter. Garen Sie alles im vorgeheizten Dampfgarer bei 85°C 40 Minuten. Anschließend in Eiswasser abkühlen lassen. Die Beutel können So etliche Stunden im Kühlschrank aufbewahrt werden.

Servieren Sie den Blattsalat auf Tellern. Entleeren Sie beide Beutel in eine Schüssel und vermengen Sie beide Inhalte. Schmecken Sie nochmals mit Salz und Pfeffer ab, wenn nötig. Richten Sie alles auf dem Salatbett an und verteilen Sie den Gorgonzola in kleinen Stückchen darüber.
Mit frischem Baguette servieren.

Hohe Rippe vom Rind Sous Vide

Zutaten
- 4 Esslöffel Worcestersauce
- 2 Esslöffel Salz
- 1 Esslöffel Pfeffer, frisch gemahlener
- 1 Esslöffel Rapsöl
- 1,3 kg Rinderbraten (Hohe Rippe, mit Knochen)

Zubereitung

Reiben Sie den Braten mit reichlich Worcestersauce gründlich ein. Bestreuen Sie ihn dann mit Salz und reiben Sie auch das Salz gründlich ein. Legen Sie den Braten in einen Vakuumbeutel und verschweißen Sie ihn.

Lassen Sie ihn im Sous-Vide-Gerät 8 Stunden bei 56 °C garen. Wenn die Zeit abgelaufen ist, die Rippe scharf in einer Gusspfanne oder auf dem Grill von allen Seiten anbraten, damit sich eine knusprige Kruste bilden kann. Danach in Scheiben schneiden und mit frisch gemahlenem Pfeffer bestreuen. Dazu passen Pfannengemüse und Dips nach Geschmack.

Lammkeule Sous Vide

Zutaten
- 1 kg Lammkeule, entbeint
- Salz und Pfeffer
- 1 Zweig Rosmarin
- 1 Esslöffel Butterschmalz

Zubereitung

Entfernen Sie die Knochen aus der Lammkeule und salzen und pfeffern Sie das Fleisch von allen Seiten. Legen Sie den Rosmarinzweig dort hinein, wo sich vorher der Knochen befunden hat. Klappen Sie das Fleisch zusammen, legen Sie das Fleisch in einen Vakuumbeutel und vakuumieren Sie den Inhalt. Lassen Sie dann das Fleisch in dem Sous-Vide-Gerät bei 65° C 18 Stunden lang garen.

Wenn das Fleisch gar ist, dann entnehmen Sie das Fleisch aus dem Beutel. Tupfen Sie das Fleisch ab und braten Sie es dann in Butterschmalz kurz, aber kräftig an. Sie können das Fleisch dann servieren oder es wieder einschweißen und vakuumieren und bei Bedarf wieder aufwärmen.

Falsches Filet Sous Vide

Normal wird falsches Filet meist eher zäh, so aber nicht.

Zutaten

- 1 kg Rinderschulter (falsches Filet)
- 2 Esslöffel Butter
- 2 Teelöffel Thymian
- 1 Teelöffel Pfeffer, schwarz
- 2 Knoblauchzehen

Zubereitung

Waschen Sie das falsche Filet kurz und tupfen Sie es dann mit Küchenpapier trocken. Reiben Sie das Fleisch mit der Butter ein und bestreuen Sie es mit reichlich Pfeffer und Thymian. Spicken Sie das falsche Filet mit den Knoblauchzehen Und geben Sie es dann in den Vakuumbeutel und vakuumieren Sie das File.

Das Filet auspacken und trocken tupfen. Das Fleisch schön sauber parieren. Mit der Butter einreiben, damit der Pfeffer und der Thymian besser kleben bleiben. Das Filet mit dem angedrückten Knoblauch in einen Vakuumbeutel legen und vakuumieren. Geben Sie das falsche Filet in das Sous-Vide-Gerät und lassen Sie es dann zwei Stunden bei 55° C darin garen. Öffnen Sie den Beutel nach

den zwei Stunden und grillen Sie dann das
Fleisch von allen Seiten zwei bis drei Minuten
lang. Lassen Sie dann das Fleisch noch 3-5
Minuten ruhen. Danach kann das Fleisch
serviert werden. Servieren Sie das falsche
Filet in Scheiben geschnitten. Zum Beispiel als
Vorspeise.

Schweinefilet mit Cognacsauce

Zutaten

- 800 g Schweinefilet
- 200 ml Fleischfond
- 150 ml Weißwein
- 50 mlCognac
- 75 ml Sahne
- 1 Teelöffel, gehäuft   Puderzucker
- 1 Schalotte
- Salz und Pfeffer
- 20 g Butter

Zubereitung

Parieren Sie das Schweinefilet und würzen
Sie es mit Salz und Pfeffer. Schweißen Sie

das Fleisch zusammen mit der Butter im Vakuumbeutel ein. Garen Sie den Beutel im Sous-Vide-Gerät eine Stunde bei 60° C im Wasserbad.

Würfeln Sie die Schalotte und schwitzen Sie die Würfel in der Pfanne in etwas Fett an. Anschließend karamellisieren Sie Schalottenwürfel mit Puderzucker. Mit Weißwein und Cognac ablöschen. Lassen Sie alles aufkochen und gießen Sie anschließend den Fonds ein. Lassen Sie den Inhalt auf die gewünschte Menge einkochen. Zum Schluss etwas Sahne hinzugeben und mit Pfeffer und Salz abschmecken. Öffnen Sie den Beutel und entnehmen Sie das Fleisch. Braten Sie das Fleisch allseits einmal scharf an, damit sich eine Kruste bildet.
Geben Sie den Saft aus dem Beutel zur Soße hinzu. Dazu passen Salzkartoffeln.

Lachsforelle auf Gemüsebett mit Süßkartoffelpüree

Etwas aufwändiger in der Zubereitung, planen Sie zwei Stunden dafür ein. Aber das Endergebnis ist es wert.

Zutaten

- 1 große Lachsforelle, filetiert auf 4 Teile, die Karkassen aufheben für den Fond
- 50 g Sellerie, fein geschnitten
- 50 g Karotten, fein geschnitten
- 50 g Lauch, fein geschnitten
- 2 Streifen Orangenschale, breit, 2 x mit dem Sparschäler abziehen
- etwas Petersilie
- etwas Estragon
- einige Orangenzesten
- 200 ml Fischfond
- 60 ml Essig, hell, süßlich, hier: Apfel-Balsamessig
- 10 Pfefferkörner, weiß
- 4 Pimentkörner
- 40 ml Weißwein
- 60 ml Noilly Prat

- 4 Esslöffel Kokosmilch, den festen Bestandteil
- 2 cm Ingwer
- 2 Stangen Zitronengras, in Stücken
- 5 Blätter Kaffir-Limettenblätter
- 3 große Süßkartoffeln
- 2 m.-große Kartoffeln
- etwas Fond
- Salz und Pfeffer

Zubereitung

Filetieren Sie die Lachsforelle und ziehen Sie die Haut ab. Entfernen Sie die Gräten mit einer Grätenzange und würzen Sie die Filets innen mit etwas Salz und Pfeffer. Nicht zu stark würzen.

Belegen Sie die Innenseite mit den Orangenzesten, Estragon und Petersilie und stellen Sie die Filets zur Seite. Kochen Sie den Fischfond mit Weißwein, Essig, Kokosmilch und Noilly Prat auf und geben Sie dann die folgenden Gewürze hinzu: Limettenblätter, Pfeffer, Ingwer, Piment, Zitronengras. Geben Sie auch die Fischkarkassen hinzu und lassen Sie alles 15

– 20 Minuten einkochen.

In der Zwischenzeit braten Sie die Gemüsestreifen mit der Orangenschale in etwas Butterschmalz an und würzen mit Salz und Pfeffer.

Geben Sie etwas Gemüse in Vakuumbeutel und geben Sie je ein Filet in jeden Beutel. Geben Sie etwas Fonds dazu. Anschließend vakuumieren Sie die Beutel. Schälen Sie Kartoffeln und Süßkartoffeln in Stücke und lassen Sie sie im Dampfgarer ca. 30 Minuten garen. Anschließend die Kartoffeln mit einer Kartoffelpresse pressen und mit etwas verdicktem Fonds verrühren.

Würzen Sie mit Salz und Pfeffer und stellen Sie Kartoffeln warm. Lassen Sie die Fischfilets bei 57°C 18 Minuten im Wasserbad garen. Verteilen Sie dann das Kartoffelpüree auf vorgewärmten Tellern und verteilen Sie den Inhalt eines Beutels auf je einem Teller auf dem Kartoffelpüree. Anschließend mit frischen Kräutern dekorieren.

Paprikagemüse Sous Vide

Zutaten
- 3 Paprikaschote(n), rot, gelb, grün
- 1 Zweig Rosmarin
- 20 g Butter
- Salz und Pfeffer

Zubereitung
Schälen Sie die Paprikaschote mit einem Sparschäler und schneiden Sie sie in mundgerechte Stücke. Geben Sie die Paprika zusammen mit Rosmarin und Butter in einen Vakuumbeutel und vakuumieren Sie den Inhalt. Lassen Sie den Beutel samt Inhalt für 60 bis 90 Minuten im Sous-Vide-Gerät bei 90 °C garen. Dann entnehmen Sie den Inhalt aus dem Beutel und würzen mit Salz und Pfeffer. Durch die schonende Zubereitung bei niedriger Temperatur bleibt das Aroma der Paprikaschoten voll erhalten.

Die Paprikaschoten sind hervorragend als Gemüsebeilagen für alle möglichen Gerichte geeignet. Sie können auf die gleiche Weise auch Karotten und Zwiebeln zubereiten, die bei dieser Art der Zubereitung aber bissfester bleiben. Es sei denn, Sie zerkleinern Sie stärker oder verlängern die Garzeit.

Tipp: Schmeckt auch sehr gut mit Karotten und Zwiebeln. Diese bleiben allerdings bissfester als die Paprikaschoten - außer sie sind hauchfein gehobelt.
Vermischt mit einer Packung gewürfeltem Feta ein sehr leckeres Hauptgericht für zwei Personen.

Crème brûlée sous vide

Zutaten
- 400 ml Sahne
- 60 g Zucker
- 6 Eigelb
- 1 Vanilleschote(n)
- Zucker zum Bestreuen

Zubereitung
Schlagen Sie die Eier auf und trennen Sie Eigelb und Eiweiß. Geben Sie das Eigelb in

eine separate Schüssel und verrühren Sie es mit Sahne und Zucker, bis der Zucker sich dabei vollständig aufgelöst hat. Schneiden Sie die Vanilleschoten auf, kratzen Sie das Mark mit einem spitzen Messer aus den Schoten und geben Sie das Mark hinzu. Gut verrühren, damit das Vanillearoma sich überall verbreitet. Wenn Sie keine echten Vanilleschoten bekommen können oder zur Hand haben, können Sie auch ein Tütchen Zucker mit Vanillearoma verwenden.

Geben Sie die Masse jetzt in einen Zig-Lock-Beutel und rücken sie die Luft hinaus. Verschließen Sie den Beutel. Sie können mit einem entsprechenden Gerät zum Vakuumieren auch einen Vakuumbeutel benutzen. Geben Sie die Masse jetzt eine Stunde bei 83 °C in das heiße Wasserbad. Nehmen Sie zwischendurch den Beutel von Zeit zu Zeit heraus und schwenken Sie den Beutel, damit sich die Masse gleichmäßig erwärmt.

Nach einer Stunde können Sie den Beutel öffnen. Am besten, Sie schneiden eine Ecke

ab. Geben Sie dann die Creme in feuerfeste
Schälchen. Lassen Sie die Creme
anschließend drei bis fünf Stunden abkühlen.
Anschließend bestreuen Sie die Creme mit
Zucker und karamellisieren den Zucker
entweder mit einem Gasbrenner oder in dem
Sie die Schälchen kurz unter den heißen Grill
stellen.

Lachsfilet auf Frühlingszwiebeln Sous vide

Zutaten
- 4 Lachsfilet(s) ohne Haut (à 200 g)
- 1 Bund Lauchzwiebeln
- 1 Stück Ingwer (Sushi-Ingwer)
- 1 Prise Salz

Zubereitung
Waschen Sie die Lauchzwiebeln.
Anschließend trocken, schütteln und in feine
Ringe schneiden. Waschen Sie den Sushi-
Ingwer, waschen Sie Ihn ab und schneiden
Sie den Ingwer dann in Streifen. Waschen Sie

die Lachsfilets und tupfen Sie sie mit
Küchenpapier trocken. Dann geben Sie alles
zusammen in einen Vakuumbeutel.

Legen Sie den Beutel in den Dampfgarer und
lassen Sie alles 25 Minuten bei 60°C garen.
Der Lachs bleibt dabei noch etwas glasig.
Wenn Sie den Lachs vollständig durchgegart
verzehren wollen, verlängern Sie die Garzeit
einfach auf 35 Minuten. Nach dem Garen
vorsichtig aus dem Beutel entnehmen, damit
der Fisch nicht zerfällt und servieren.

Abschließende Worte

Sous Vide ist ein trendiges Küchengerät bzw. ein ganz spezielle Zubereitungsmethode und ist in den letzten Monaten in die Riege der Foodtrends aufgestiegen.

Anhand dieser erlesenen Auswahl an Rezepten für Anfänger, können Sie sich ein Bild davon machen, was mit diesem Gerät alles bewerkstelligt werden kann.

Durch bekannte Kochsendungen und diverse Foodtrend-Magazine hat es Sous Vide in den Olymp der Küchenhistorie geschafft und reiht sich hier neben Dampfgarer, Heißluftfritteuse und Co. ein.

Wenn Ihnen dieses Buch gefallen hat und sie Lust auf mehr bekommen haben, dann finden Sie auf Amazon in Kürze weitere Bücher von mir zu den Themen

- **Kontaktgrill** - Die besten Rezepte und Profi-Tipps zur richtigen Verwendung

- **Dampfgarer** - Zahlreiche leckere und einfach Rezepte und Profi-Tipps für den Dampfgarer.

Suchen Sie einfach nach mir, und Sie finden mich im Kindle-Shop von Amazon!

Ausserdem möchte ich auf diesem Weg noch das Sous-Vide Buch von meinem wunderbaren Kollegen *Bert Witzmann* empfehlen. Darin finden Sie 40 Gourmet-Rezepte für zuhause.

HIER geht's zum Buch - https://goo.gl/wJq7LV

Und nun möchte ich mich von Ihnen verabschieden und wünsche Ihnen viel Freude und Spaß mit diesem Buch. Haben Sie es gut und genießen Sie die leckeren Speisen,

Ihr *Tony Christiani*

Haftungsausschluss

Impressum

© Autor Tony Christiani 2018
1. Auflage
Alle Rechte vorbehalten.
Nachdruck, auch auszugsweise, verboten.
Kein Teil dieses Werkes darf ohne schriftlich Genehmigung des Autors in
irgendeiner Form reproduziert, vervielfältigt oder verbreitet werden.
Kontakt: Philipp Schartner, Zaglausiedlung 24,
5600 St. Johann im Pongau
Covergestaltung: Tony Christiani
Coverfoto: fiverr.com

9 781980 889489